Xylit

- Das süße Wundermittel -

von

Michael Iatroudakis

Bibliografische Informationen der Deutschen Nationalbibliothek:
Die Deutsche Nationalbibliothek verzeichnet diese Publikation in der Deutschen Nationalbibliografie; detaillierte bibliografische Daten sind im Internet über dnb.d-nb.de abrufbar.

Herstellung und Verlag: Books on Demand GmbH, Norderstedt
ISBN 9783842358515

Hinweis:

Diese Publikation wurde nach bestem Wissen recherchiert und erstellt. Verlag und Autor können jedoch keinerlei Haftung für Ideen, Konzepte, Empfehlungen und Sachverhalte übernehmen.

Die publizierten Tipps und Ratschläge sind als Hilfen zu verstehen, um jeweils zu eigenen Lösungen zu kommen. Bei offenen Fragen kontaktieren Sie bitte Ihren Hausarzt / Zahnarzt. Das Buch ersetzt nicht eine medizinische Behandlung/Therapie oder eine krankheitsbedingte Ernährungstherapie / Beratung

Der Autor und der Verleger können keine absolute Garantie für Ihr persönliches Ergebnis übernehmen. Sie handeln in allen Fällen eigenverantwortlich.

Als Leserin oder Leser dieses Buches möchten wir Sie ausdrücklich darauf hinweisen, dass keine Erfolgsgarantien oder Ähnliches gewährleistet werden können. Auch kann keinerlei Verantwortung für jegliche Art von Folgen, die Ihnen oder anderen Lesern im Zusammenhang mit dem Inhalt dieses Buches entstehen, übernommen werden.

Der Leser ist für die aus diesem Buch resultierenden Ideen und Aktionen selbst verantwortlich.

Das Buch widme ich meinen Kindern

Inhalt:

Vorwort Udo Reimann

Es ist der besondere Verdienst des vorliegenden Buches von Michael Iatroudakis, das in Bezug auf die Zahnheilkunde durchaus als „Wundermittel“ zu bezeichnende Xylit in allen Einzelheiten vorzustellen und einen aufklärerischen Beitrag zum Thema Prophylaxe zu leisten. Für die präventive Zahnheilkunde ist der Zuckeraustauschstoff Xylit aufgrund seiner besonderen Stoffwechseleigenschaften zu einem unentbehrlichen Helfer im Kampf um weiteren Kariesrückgang avanciert.

Allen zahnärztlichen Kollegen sei dieses Büchlein zu empfehlen, und sie sollten es ihren Patienten als kleines „Giveaway“ weiterreichen, denn die Erfolgsgeschichte der Karies-prophylaxe durch den Zuckeraustauschstoff Xylit ist geradezu einmalig in der medizinischen Prävention und zeigt, dass immer dann herausragende Erfolge zu erreichen sind, wenn alte Gewohnheiten nicht oder nur minimal geändert werden müssen. Das Kauen xylithaltiger Kaugummis ist einfach, verursacht keine großen Kosten und erhält dadurch eine hohe Akzeptanz in der Bevölkerung.

Produkte aus Xylit („die mit dem lachenden Zahnmännchen unter einem Schirm“) sind aus kariesprophylaktischer Sicht besonders als süße Zwischenmahlzeiten geeignet, wenn nach stark säurehaltigen Getränken und Obstsorten eine Reinigung mit der Zahnbürste nicht angezeigt ist, da sonst die Zahnoberfläche noch stärker beschädigt werden kann. Also: die kleine Zahnprophylaxe für zwischendurch!

Zu guter letzt: Kaugummis mit Xylit und dem Zusatz von Bi-White (Natriumbikarbonat), Handelsname 'Extra White', beugen auf schonende Weise Zahnverfärbungen vor, die insbesondere durch Genuss von Tee, Kaffee, Rotwein – aber auch durch Rauchen – entstehen können. Durch die Stimulation des Speichelflusses um bis zu 300% werden neue Farbstoffablagerungen an den Zahnoberflächen einfach "weggewaschen", ohne den Zahnschmelz anzugreifen.

Damit eignet sich Extra White als nebenwirkungsfreie Ergänzung zu den verschiedenen Bleachingverfahren mit oxidierenden Substanzen, wie mein zahnärztlicher Kollege Dr. Lutz Laurisch, Korschenbroich, in einem Interview mit der Fachzeitschrift Dental Magazin betonte (Dental Magazin Nr. 9, 2000). Zudem könne der neue Zahnpflegekaugummi als Motivationshilfe zu besserer Mundhygiene genutzt werden, sagte Laurisch.

Ich wünsche allen Lesern viel Erfolg mit diesem einzigartigen Buch über das neue Wundermittel „Xylit“.

Dr.med.dent. Udo Reimann, ganzheitlich behandelnder Zahn- und Fastendoc, ehemaliger Klinikdirektor der Diamond-Dental-Clinic in Budapest. Gern beantworte ich zahnmedizinische Leseranfragen über meine E-Mailadresse: zahndocUdo@gmx.de

Kontakt auch über: www.fastenwandern-auf-mallorca.de

Vorwort des Autors

Xylit, das süße Wundermittel. Ich muss zugeben, dass ich mich zu Anfang ein wenig gesträubt habe, das Wort „Wundermittel“ als Buchuntertitel zu verwenden. Ich dachte, das sei zu reißerisch, zu übertrieben. Aber die Erfahrungen, die Bekannte, Freunde und auch ich persönlich mit diesem Stoff Xylit gemacht haben, sind einfach phänomenal.

Hier einige Beispiele:

Hartnäckige Fisteln am Zahnfleisch verschwanden auf Nimmerwiedersehen, schmerzende Zähne hörten auf zu pochen. Zähne, die vorher gelb gewesen waren, wurden weißer. Und die größte Sensation: einem kleinen Jungen, der eigentlich 3 Kronen hätte bekommen müssen (mit 5 Jahren, evtl. unter Vollnarkose), wurde die schmerzhafte Prozedur komplett erspart- und das alles nur durch die Anwendung von Xylit.

Stöbert man im Internet nach Erfahrungsberichten mit dem Zuckeraustauschstoff Xylit, so findet man zahlreiche und tolle Fallbeispiele, sowie eine Vielzahl an Anwendungsmöglichkeiten für diverse Xylitprodukte. Auch zahlreiche wissenschaftliche Studien, die im Buch enthalten sind, runden die Erfahrungsberichte in Bezug auf Xylit / Xylitol ab und belegen die tollen Erfolge mit diesem Zuckeraustauschstoff.

In Deutschland ist Xylit leider, und das zu Unrecht, noch ziemlich unbekannt- jedenfalls im Vergleich mit unseren Nachbarländern, wie zum Beispiel Finnland und Schweden, wo Xylit in der Zahnprohylaxe bereits seit vielen Jahren erfolgreich Anwendung findet. Xylit ist in seiner Bandbreite ziemlich vielschichtig und dient nicht allein zur Kariesvorbeugung- auch wenn der Schwerpunkt in diesem Buch auf die Zahnhygieneprophylaxe ausgelegt ist.

Xylit eignet sich hervorragend, um eine Diät zu unterstützen, Mittelohrentzündungen in den Griff zu bekommen oder als alternatives Süßungsmittel für Diabetiker- um nur ein paar wenige Anwendungsgebiete zu nennen.

Das Buch „Xylit, das süße Wundermittel" ist ein Konglomerat aus Internetrecherche, Blogs, diversen Foren und wissenschaftlichen Studien. Abgerundet wird das Ganze mit realen Fallbeispielen, Rezepten und Bezugsquellen für Xylitprodukte, wie beispielsweise Pulver, Kaugummis und vieles mehr.

Mit diesem Buch halten Sie eine kompakte und aktuelle Zusammenfassung zum Thema „Xylit" in den Händen. Zögern Sie also nicht, so schnell wie möglich ihre eigenen Erfahrungen mit Xylit zu machen.

In diesem Sinne…

Michael Iatroudakis

Was ist Xylit?

Name: Xylitol

- D-Xylitol
- D-Xylit
- (2S,4R)-Pentan-1,2,3,4,5-pentol

Summenformel:
$C_5H_{12}O_5$ CAS-Nummer 87-99-0 PubChem 6912
Kurzbeschreibung:
Farblose, süß schmeckende Kristalle
Eigenschaften:
Molare Masse: 152,15 $g \cdot mol^{-1}$
Aggregatzustand: Fest
Dichte: 1,52 $g \cdot cm^{-3}$
Schmelzpunkt: 94 °C
Siedepunkt: 216 °C
Löslichkeit: Leicht löslich in Wasser & Pyridin, wenig in Alkohol

(Quelle: Wikipedia)

Nein, das geht auch anders…

Also, was ist nun Xylit?

Xylit, auch bekannt unter dem Namen „Xylitol“, ist ein Zuckeraustauschstoff und gehört in die gleiche Kategorie wie Sorbit, Mannit, Isomalt, Maltit und Maltitol.

Zuckeraustauschstoffe sind süß schmeckende Kohlenhydrate, die den Vorteil haben, dass sie einen geringeren Einfluss auf den Blutzuckerspiegel haben als der industriell gefertigte, raffinierte Haushaltszucker. Das kommt daher, dass Zuckeraustauschstoffe Insulinunabhängig verstoffwechselt werden. Daher werden sie auch häufig in der Diabetikerernährung verwendet. In der Lebensmittelindustrie werden Zuckeraustauschstoffe gerne auch eingesetzt, um Lebensmittel zu süßen und um die Feuchtigkeit in Lebensmitteln zu halten.
Zuckeraustauschstoffe sind nicht zu verwechseln mit Süßstoffen. Diese werden synthetisch hergestellt, besitzen gegenüber den Zuckeraustauschstoffen einen viel höheren Süßungsgrad und haben so gut wie keine Kalorien. Synthetisch hergestellte Süßstoffe stehen außerdem in der Kritik, Gesundheitsschädlich zu sein. Bekannte Süßstoffe sind Aspartam oder Saccharin.

Die Süßkraft von Zuckeraustauschstoffen ist ähnlich jener des Haushaltszuckers, aber niedriger als bei Süßstoffen. Ihr Energiegehalt liegt mit 2,4 kcal/g (10 kJ/g) unter dem des herkömmlichen Haushaltszuckers und ist weit höher als bei Süßstoffen.

Woraus besteht Xylit?

Generell werden Zuckeraustauschstoffe überwiegend aus Früchten und Gemüse gewonnen. Xylit bzw. Xylitol befindet sich als natürlicher Zuckeralkohol in vielen Gemüsesorten (Blumenkohl, Mais) und Obstsorten (Erdbeeren, Him-

beeren, Pflaumen), sowie in der Holzrinde bestimmter Bäume (Birke) wieder. Der darin enthaltene Anteil macht jedoch weniger als 1% aus, so dass man nur durch den Verzehr von Erdbeeren leider keine Anti-kariogene (Zahnkaries hemmende, der Zahnkariesentstehung entgegenwirkende) Wirkung erzielen kann.
Industriell wird Xylitol durch chemische Veränderung von Xylanen (Holzgummi) über den Holzzucker Xylose gewonnen. Die industrielle Herstellung ist sehr aufwändig, was Xylit im direkten Vergleich mit dem Haushaltzucker teurer macht. Viele Hersteller benutzen nach wie vor noch Holz (Birke) als Ausgangsstoff, während die Herstellung von Xylit durch Mais in letzter Zeit zugenommen hat. Die Qualität muss hierbei nicht unbedingt schlechter sein, solange die Verarbeitung korrekt abläuft. Ein wichtiger Punkt: In Deutschland ist ausschließlich die Einfuhr von reinem Xylit erlaubt.

Xylit im menschlichen Körper

Unser Körper stellt selbst Xylitol her. Das geschieht während des Kohlenhydratabbaus in der Leber. Bei gesundem Stoffwechsel werden täglich bis zu 15 Gramm Xylitol in der Leber hergestellt. Der Abbau von Xylit erfolgt dann über den Dickdarm, und über den Urin wird das Abbauprodukt dann ausgeschieden.

Die Geschichte von Xylit

Die Entdeckung von Xylitol geht auf den deutschen Chemiker und Nobelpreisträger Emil Fischer zurück. Dieser entdeckte den Zuckeraustauschstoff vor über 100 Jahren.

Aber erst viel später sollte das Xylitol in Finnland die volle Aufmerksamkeit erhalten. Der Grund: Während des Zweiten Weltkriegs litt das Land unter einem akuten Zuckermangel. Da das Land über keine eigenen Ressourcen zur Zuckergewinnung verfügte, suchten die Finnen nach einer günstigen Alternative. Finnische Wissenschaftler entwickelten aus der Not heraus eine Möglichkeit, aus der Rinde der Birke einen Art Zuckerersatz herzustellen. Das Ergebnis: „Xylit". Durch diese Maßnahmen konnte die Finnische Bevölkerung statt mit Zucker künftig mit dem Ersatzstoff versorgt werden.

Seither ist in den skandinavischen Ländern Xylit weit verbreitet, weil seine besonderen Eigenschaften sehr bald bekannt wurden. Bis in die 60er Jahre wurde Xylit in Deutschland, der Schweiz, Japan und der Sowjetunion bevorzugt als Süßstoff für diabetische Nahrungsmittel und als Energielieferant eingesetzt. Seit dem produzieren viele Länder, darunter auch China, Xylitol für ihren Eigenbedarf im eigenen Land- mit außergewöhnlich positiven Auswirkungen.

Dennoch führt Xylit in Deutschland nach wie vor ein Schattendasein. Selbst in den Vereinigten Staaten ist Xylit relativ unbekannt, weil der billige Rohrzucker das teurere Xylit wirtschaftlich weniger attraktiv für die amerikanischen Unternehmer macht.

Studien, Finnland und Xylit

In Finnland laufen bereits seit über 30 Jahren Studien über Xylit. Diese Studien belegen zum Beispiel die positiven Auswirkungen von Xylit auf die Zähne in der Karies- und Zahnsteinprophylaxe sowie der Vorbeugung von Plaquebildung.

Nebenbei erwähnt, sind Forschungen sehr teuer und zeitaufwendig. Das Problem bei der Xylitherstellung besteht darin, dass es nicht patentiert werden kann. Weiterhin ist die Gewinnspanne im Verhältnis zum Herstellungsaufwand für viele Firmen, wie zum Beispiel große Pharmafirmen, ganz einfach zu gering. Aus diesem Grund führt, wie bereits erwähnt, Xylit / Xylotio in vielen Ländern (Beispiel: Deutschland) nach wie vor ein ungerechtfertiges Schattendasein.

Die Turku-Zuckerstudie

Ein anerkannter Xylit-Experte ist der finnische Professor Kauko Mäkinen an der Universität für Zahnheilkunde in Turku / Finnland. Professor Mäkinen führte von 1972 bis 1975 klinische Studien durch, die bekannt wurden unter dem Namen „Die Turku-Zuckerstudie“.

Die Studie:

Im ersten Studienjahr wurde gewöhnlicher Haushaltszucker in allen Nahrungs-/Lebensmitteln durch Fructose bzw. Xylitol ersetzt. Insgesamt 115 Probanden nahmen an der Studie teil, aufgeteilt auf 3 Versuchsgruppen. Im Detail: Die erste Gruppe bekam nur Lebensmittel mit Fructose, die zweite Gruppe wurde ausschließlich mit xylithaltigen Nahrungsmitteln ernährt, und die dritte Gruppe aß normale zuckerhaltige Kost. Der Verzehr der Süßmittel belief sich auf 50 bis 67 g pro Tag.

Nach der Klinischen Studie konnte eine Kariesreduktion von knapp 30 % bei der Fructose Gruppe und von über 85% bei der Xylitol-Gruppe ermittelt werden. Das heißt im Klartext: Während in der Gruppe, die sich von Haushaltszuckerprodukten ernährte, 7,2, und in der Fructose-Gruppe 3,8 kariöse Zähne dokumentiert wurden, zeigte sich, dass in der Xylit-Gruppe kein einzige Zahn mit Karies befallen war.

Im zweiten Studienjahr wurden rund 100 Personen erneut in Haushaltszucker- und Xylit-Gruppen unterteilt. Die verwendeten Süßungsmittel wurden im Zeitrahmen von einem Jahr in Form von Kaugummis verabreicht. Die Menge betrug ca. 7 Gramm täglich pro Person. Das Ergebnis: Im Vergleich zur Haushaltszucker-Gruppe wurde bei den Xylitprobanden eine Reduktion der Karieszuwachsrate um mehr als 82 % ermittelt. Wie war das zu erklären?

Zum einem war der Grund der, dass die kariogenen Streptococcus-Bakterien das Xylitol nicht verstoffwechseln können und dadurch absterben. Des Weiteren wurden sie durch das Xylit daran gehindert, sich in Form von Plaquebakterien an die Zähne zu heften. Ihnen wurde somit regelrecht die Angriffsfläche genommen. Darüber hinaus regt Xylit die Speichelproduktion an und fördert die Bildung von Calcium und Eiweißen in der Mundhöhle, was zu einer Remineralisation der Zahnhartsubstanz führt. Das bedeutet, dass Xylit dazu in der Lage ist, von Karies befallene Zähne zu einem gewissen Grad zu heilen.

Eine weitere Turku-Studie aus dem Jahr 2000 belegte die Wechselwirkungen zwischen Müttern, die regelmäßig xylitolhaltige Kaugummis kauten, und deren Kindern. Das Ergebnis der Untersuchung war, dass der regelmäßige Konsum von Xylitol-Kaugummis den Befall mit Streptokokkus Bakterien deutlich hemmte.

Das Interessante an der Studie war, dass bereits eine kleine Menge an Xylit ausreichte, um die Zähne vor Karies zu schützen. Das bedeutet, dass noch nicht einmal eine komplette Abstinenz vom Haushaltszucker erforderlich ist, um die Zähne gesund zu erhalten.

Xylit wirkt noch Jahre später

In einer weiteren Studie aus Finnland wurden Schulkindern zwischen 11 und 12 Jahren drei Mal täglich xylithaltige Kaugummis verabreicht. Auch hier gab es einen Rückgang an Karies von weit über 50 Prozent. Das Erstaunliche aber war, dass die Zähne jener Kinder, die an der Studie teilgenommen hatten, auch nach Jahren noch immer weniger Karies an den Zähnen aufwiesen als ihre Mitschüler, die nicht am Experiment teilgenommen hatten.

Die Stiftung für Klinische Forschung zur Förderung der oralen Gesundheit in CH-Bern (SFK) bürgt für Xylit

Xylit, das süße Wundermittel. In diesem Punkt kann Prof. Dr. Lang, Vorsteher/Direktor der Universität Bern und Präsident der Stiftung für klinische Forschung zur Förderung der oralen Gesundheit in Bern, welcher mehr als 450 Studien über Parodontologie erarbeitet hat, bestätigen, dass Xylit keinen Karies hervorruft und zudem eine ausgeprägte präventive Wirkung besitzt.
Verschiedene Studien in Bern zeigen: Kaut eine werdende Mutter während der Schwangerschaft (oder besser schon vorher) täglich 6 mit Xylitol gesüßte Kaugummis (5 bis 10 g), so ist das Kind bis zu seinem 5. Lebensjahr praktisch zu 100 Prozent kariesfrei.

Xylit wirkt präventiv gegen Mittelohrentzündungen bei Kindern. Es reduziert die Säureproduktion in der Mundhöhle, erhöht den Speichelfluss und remineralisiert die Zähne. Überdies wirkt es präventiv gegen Herz-, Lungen- und Magen-Darm-Erkrankungen sowie gegen Entzündungen.

Weitere Studien

Eine Studie der Harvard School of Dental Medicine kam zum Schluss: „Xylitol kann das Auftreten von Karies erheblich reduzieren.“

Das „Journal of the American Dental Association“ sagt: „Xylitol schützt erfolgreich vor Karies. Nachgewiesenermaßen verringerten Xylit-Kaugummis Karies bei finnischen Jugendlichen um 30 bis 60 Prozent. Studien in Kanada, Thailand, Polynesien und Belize zeigen ähnliche Test-Ergebnisse.“ Einer im „Journal Of The American Geriatrics Society“ veröffentlichten Studie zufolge wurden 111 Erwachsene, die 60 Jahre und älter waren, über einen Zeitraum von zwölf Monaten untersucht.

In dieser Studie bekam eine Gruppe der Teilnehmer keine Kaugummis. Die zweite Gruppe kaute xylitolhaltige Kaugummis und eine dritte Kaugummis, denen neben Xylitol noch ein antimikrobieller Stoff zugesetzt wurde. Die Kaugummi-Gruppen bekamen die Aufgabe, täglich zwei Stück jeweils 15 Minuten lang zu kauen. Am Ende der 12monatigen Studie berichteten die Wissenschaftler, dass die Xylitol-Kaugummi-Gruppe ein weitaus niedrigeres Risiko für Soor, Pilz und Hefeinfektionen aufwies. Die Gruppe, die den mit Xylitol und einem antimikrobiellen Stoff versetzten Kaugummi bekommen hatte, zeigte dasselbe Ergebnis.
Die Forscher stellten fest, dass xylitolhaltiger Kaugummi

auch für ältere Menschen, die gesundheitlich angeschlagen waren, ein „echter gesundheitlicher Gewinn sein kann."

Allgemeine Eigenschaften von Xylit

Nährwertangaben pro 100g:

- Kalorien: 990 kj (236 kcal)
- Eiweiß: 0 g
- Kohlenhydrate 99,8g (davon Xylit 99,8g)
- Fett: 0 g
- Ballaststoffe: 0 g
- Natrium: 0 g
- Vitamin A: 0 g
- Kalzium: 0 g

Xylit ist weiß, kristallin und schmeckt genauso süß wie der herkömmliche Haushaltszucker. Von der Konsistenz her ist Xylit jedoch ein wenig feiner.

Die Einsatzgebiete ähneln denen des Haushaltszuckers, was bedeutet, dass es zum Backen von Kuchen und anderem Gebäck, zur Herstellung von Pudding und Kakao und zum Süßen von Kaffee, Tee, oder auch selbst gemachter Limonade verwendet werden kann. Jedoch kann Xylit nicht verwendet werden für jegliche Arten von Hefeteig. Dies kommt daher, dass Xylit das Wachstum von Hefepilzen hemmt.

Wenn Xylitol im Mund schmilzt, merkt man einen angenehmen, frischen und kühlenden Effekt. Das kommt daher, das Xylit seiner Umgebung die Wärme entzieht, um sich im Mundraum mit Hilfe des Speichels lösen zu können.

Für Diabetiker ideal geeignet

Xylit gilt als natürlicher Insulinstabilisator und wird von Diabetikern sehr gut vertragen. Das kommt daher, dass der Glykämische Index von Xylitol sehr niedrig ist.

Was ist der Glykämische Index?

Der Glykämische Index ist eine Maßeinheit zur Bestimmung der Wirkung eines kohlenhydrathaltigen Lebensmittels auf den Blutzuckerspiegel. Je höher der Wert, desto stärker steigt der Blutzuckerspiegel bei Verzehr des Lebensmittels an.

Kohlenhydrathaltige Lebensmittel, die einen schnellen und starken Blutzuckeranstieg auslösen, haben einen hohen Glykämischen Index. Die blutzuckersteigernde Wirkung von Glucose/ Traubenzucker dient hierfür als Messlatte und hat den Wert 100.

Das bedeutet, dass ein Lebensmittel mit einem Glykämischen Index von 50 den Blutzuckeranstieg nur zur Hälfte ansteigen lässt. Lebensmittel, nach deren Verzehr sich der Blutzuckerspiegel geringfügig erhöht, haben einen niedrigen Glykämischen Index.

Was bedeutet das für die Praxis?

Lebensmittel mit sehr schnell verdaulichen Kohlenhydraten zeigen eine ganz typische Blutzuckerkurve nach dem Verzehr. Der Blutzucker steigt in kurzer Zeit stark an, danach fällt er rasch wieder ab. Das Problem dabei: Er fällt sogar unter den ursprünglichen Wert. Dies führt dazu, dass man schnell wieder Hunger hat, obwohl man gerade erst viel Energie zu sich genommen hat. Eine solche Wirkung zeigen zum Beispiel Schokolade oder Weißbrot.
Im Gegensatz dazu steigt bei Lebensmitteln mit langsam verdaulichen Kohlenhydraten der Blutzuckerspiegel nicht ganz so rasch an. Er fällt auch langsamer wieder auf das Ausgangsniveau zurück. Der Vorteil: Man ist viel länger satt. Gleichzeitig wird nicht so viel Insulin von der Bauchspeicheldrüse ausgeschüttet. Ein solches Verhalten zeigt sich zum Beispiel bei Vollkornprodukten und Gemüse.

Glykämischer Index von einigen Lebensmitteln (Auszug) :

100 Glucose (Traubenzucker)
95 Bratkartoffeln
90 Pommes frites
90 Kartoffelpüreepulver
85 Schnellkochreis
85 Reispudding
80 Coca-Cola, Limonade
75 Riesenkürbis
70 Zucker
70 Kekse

70 Teigwaren, Ravioli
60 weißer Grieß
60 Langkornreis
60 Banane, Melone
55 weiße Spaghetti, weichgekocht
45 Orangensaft
45 Wildreis
40 frische Erbsen
40 Pfirsiche/Pflaumen
40 Vollkorngetreideflocken ohne Zucker
35 Apfel, Birne
30 Kidney-Bohnen
30 rohe Karotten
30 Milchprodukte
30 Trockenbohnen
30 Braune/gelbe Linsen
30 Kichererbsen
30 andere frische Früchte

Der Glykämische Index von Xylitol liegt bei 7

Xylit, der Karies-Killer

Dass Xylit unheimlich wirkungsvoll gegen Kariesbildung ist, wurde bereits mehrfach erwähnt. In den folgenden Kapiteln wollen wir tiefer in die Zahn-/Kariesthematik einsteigen und uns näher mit Xylit, dem Karies-Killer, befassen.

Die häufigsten Zahnerkrankungen

Karies, Parodontose, Plaque. Von diesen dreien hat doch jeder schon einmal gehört- und sei es nur in einer Zahnpasta-Werbung oder durch den Zahnarzt bei der jährlichen Kontrolluntersuchung. Beginnen wir mit:

Plaque und Zahnstein

Plaque (Zahnbelag) ist eine bakterielle Ablagerung, die sich auf der Zahnoberfläche bildet. Konkret: Als Zahnbelag bezeichnet man den Belag auf den Zähnen, der sich aus Speichel, Bakterien und Nahrungsbestandteilen zusammensetzt. Ansammlungen von Zahnbelag stellen die Hauptursache für die Entstehung von Zahnfleischerkrankungen dar.
Zahnbelag besteht aus mehreren, aufeinander aufgebauten Schichten und enthält neben Eiweißen auch Kohlenhydrate, Phosphate und diverse Mikroorganismen. Plaque entsteht gerne dort, wo Zahnflächen nicht durch Zähneputzen belagfrei gehalten werden können. Eine mögliche Folge von Plaque sind Karies und Zahnfleischentzündungen.

Der übermäßige Zahnbelag nimmt Mineralien in sich auf, was dann wiederum zur Zahnsteinbildung führt. Zahnstein ist eine krustenartige Ablagerung. Er geht eine feste Verbindung mit dem Zahn ein. Die Anfälligkeit für Plaque bzw. Zahnstein ist bei jedem Menschen unterschiedlich stark. Mit zunehmendem Alter bilden sich solche Ablagerungen allerdings schneller.

Parodontose / Parodontitis

Parodontitis ist eine schwere, bakteriell bedingte Zahnfleischinfektion, die im fortgeschrittenen Stadium sogar zum Zahnverlust führen kann. Das Problem: Eine leichte bis mittelschwere Parodontitis verläuft mit wenigen oder gar keinen Symptomen, weshalb sie zunächst häufig unerkannt bleibt. Zu den Symptomen einer Parodontitis gehören Zähne, die sich lockern (verschieben), Mundgeruch und ganz typisch: Zahnfleischbluten. Die Parodontitis ist nach der Karies die zweithäufigste Erkrankung der Mundhöhle.

Die Ursachen für eine Parodontitis sind sehr vielfältig. Die Ernährung, mangelnde Mundhygiene und das Immunsystem spielen hierbei eine wichtige Rolle. Der wichtigste Faktor sind jedoch die Bakterien. Diese Bakterien leben häufig in geringer Anzahl im Mund, ohne einen Schaden an den Zähnen anzurichten. Diese Bakterien vermehren sich allerdings in der Mundhöhle vor allem dann übermäßig, wenn sie gut gefüttert werden- denn Bakterien ernähren sich überwiegend von Zucker. Durch die Vermehrung der Bakterien entsteht Plaque- und daraus wird dann Zahnstein.

Unter dem Zahnstein können sich die Bakterien ungehindert weiter vermehren. Die Bakterien sondern dann bestimmte Stoffwechselprodukte ab, die einen sauren Charakter besitzen. Diese Stoffwechselprodukte der Bakterien lösen am Zahn Karies aus und am Zahnfleisch führen sie zu Entzündungen. Greift diese Entzündung auf den Zahnhalteapparat über, so kann der Zahn sich lockern oder verschieben und im schlimmsten Fall ausfallen.

Karies: Volkskrankheit Nr. 1

Als Karies, auch Zahnfäulnis genannt, bezeichnet man die Zerstörung der Zahnhartsubstanz. Betroffen wären der Zahnschmelz und das Dentin (Zahnbein). Karies ist eine der häufigsten Infektionskrankheiten (Zahnerkrankung) in Deutschland, aber auch in anderen europäischen Ländern, den USA etc.
Man spricht auch von dem deutschen Volksleiden Nr. 1

Die Ursachen von Karies

Bei der Entstehung von Karies spielen viele verschiedene Faktoren eine wesentliche Rolle. Generell entsteht Karies nicht von heute auf morgen. Es ist ein Prozess, der Wochen oder gar Monate dauern kann und zu Anfang keinerlei Beschwerden verursacht. Fast jeder hatte schon einmal Karies in seinem Leben und kennt sowohl die dunklen Löcher im Zahn als auch die damit verbundenen Schmerzen beim Zahnarzt. Ein ausgefallener Zahn ist die Folge einer Karieserkrankung im Endstadium. Der Hauptverursacher ist ein Bakterium namens *Streptokokkus mutans.*
Dieses Bakterium sieht unter dem Mikroskop aus wie ein längliches Stäbchen. Das Bakterium ernährt sich überwiegend von Zucker (Kohlenhydraten). Daraus produziert es dann organische Säuren, die den Zahn letztendlich angreifen, indem sie die in der Zahnhartsubstanz vorhandenen

Mineralien herauslösen. Eine geringe Anzahl dieser Bakterien lebt häufig verborgen in der Mundhöhle, ohne dass sie je einen Schaden anrichten oder die Zähne krank machen. Das Problem entsteht erst dann, wenn die Bakterien sich in der Mundhöhle rapide vermehren. Mit der Vermehrung der Bakterien vermehren sich auch die organischen sauren Stoffwechselprodukte, die dann eine Kettenreaktion auslösen.
Einen nicht unerheblichen Einfluss auf die Vermehrung der Bakterien hat unsere Ernährung. Der Streptococcus mutans verstoffwechselt ausgesprochen gerne Zucker (Kohlenhydrate). Um dieser Neigung entgegen zu wirken, kommt Xylit ins Spiel- doch dazu später mehr. Die Diagnose Karies wird in der Zahnmedizin, abhängig davon welche Zahnschicht befallen ist, in unterschiedliche Stadien eingeteilt.

Diese wären:

Stadium Initialkaries:

In diesem Stadium ist nur der Zahnschmelz, also die äußere Schicht, betroffen.

Stadium Dentinkaries:

Schmelzkaries, Keilförmiger Strukturdefekt. Karies hat die Schmelzschicht angegriffen, ist aber noch nicht in das Dentin (Zahnbein) eingedrungen.

Stadium „Caries media“:

Strukturdefekt. Karies ist bis in das Dentin vorgedrungen und breitet sich unter dem Schmelzdefekt flächig aus.

Stadium „Caries profunda“:

Tiefer Strukturdefekt. Karies ist durch die Dentinschichten des Zahnes bis in die Pulpa (Zahnmark / laienhaft: Zahnnerv) eingedrungen.

Stadium „Caries profunda complicata“:

Karies hat zur Öffnung der Pulpahöhle geführt.

Die einzelnen Stadien im Detail:

Zuallererst wird die oberste Schicht des Zahns, der Zahnschmelz, von den Bakterien geschädigt. Die organischen sauren Stoffwechselprodukte führen dazu, dass wichtige Mineralstoffe aus dem Zahnschmelz herausgelöst werden. Sprich: Der Zahn wird demineralisiert. Dieses Stadium der Erkrankung wird **Initialkaries** genannt und bildet die eigentliche Vorhut des Angriffs auf den Zahn. Die Demineralisation ist nicht schmerzhaft. Der Zahnarzt kann jedoch, anhand kleiner weißer Flecken im Zahnschmelz, die Vorstufe bereits erkennen.

Wird der betroffene Zahn nicht behandelt, bleiben nach dem Essen Speisereste in genau jenen Abschnitten des

Zahns hängen, in denen das Bakterium bereits fleißig den Zahn demineralisiert hat. Die weißen Stellen färben sich dadurch dunkel. Außerdem erhalten die Bakterien dadurch noch mehr Nahrung, da die demineralisierten Stellen schlechter von der Zahnbürste zu erreichen sind. Die Karies erreicht die nächste Schicht unter dem Zahnschmelz, das so genannte Zahnbein, auch Dentin genannt. Dieses Stadium wird **Dentinkaries** genannt.

Eine Kariesschädigung im Zahnbein verursacht den typischen pochenden, dumpfen und permanenten Zahnschmerz. Dieser Schmerz kann teilweise bis hoch in den Kopf wandern und Kopfschmerzen verursachen. Da das Zahnbein (Dentin) viel weicher ist als der Zahnschmelz, können hier die Bakterien in sehr kurzer Zeit einen wesentlich größeren Schaden anrichten als am Zahnschmelz. Die Zerstörung des Zahns schreitet damit weiter fort.

Sind mehr als 2/3 des Zahns von Karies befallen, spricht man von Stadium **Caries profunda**. Mittlerweile ist ein Loch am bzw. im Zahn sichtbar. In diesem Stadium ist der Schmerz meist permanent spürbar. Findet in diesem Stadium vom Zahnarzt keine Behandlung statt, kommt es zur nächsten Stufe: **Caries profunda complicata**.

Das Loch ist mittlerweile so tief geworden, das es bis in die Höhle des Zahns reicht. Darin verläuft der Zahnnerv, der für die Zahnschmerzen verantwortlich ist. Wenn die Bakterien so tief in den Zahn eingedrungen sind, dann schädigen sie auch diese Strukturen.

Wenn der Zahnnerv komplett zerstört wird, lassen die Schmerzen auf einmal nach und können teilweise ganz verschwinden. Dies ist auf keinen Fall ein Grund zur Freude. Vielmehr ist es ein Signal des Körpers, dass der Zahnnerv des Zahns komplett zerstört ist und dass der Zahn jetzt ausfallen könnte. Gelangen die Bakterien bis zur Blutversorgung des Zahns, zu den Arterien und Venen, können sie in den regulären Blutkreislauf gelangen und weitere Komplikationen verursachen. Bakterien im Blut können zu einer Blutvergiftung führen, bis hin zu schwere Herzerkrankungen (Endokarditis / Herzmuskelentzündung).

Was kann man gegen Karies und Co. unternehmen?

Oder: Was empfiehlt die Zahnmedizin?

Da Sie jetzt ein halbes Studium Zahnmedizin intus haben, kommen wir nun zu den allgemeinen, von der Zahnmedizin empfohlenen Präventionsmaßnahmen gegen Karies und Co.

Die Utensilien: Zahnbürste, Zahnpasta und Zahnseide

Diese drei Utensilien sind für eine gesunde Zahnpflege unerlässlich. Mindestens zweimal, besser noch dreimal pro Tag sollte man für mindestens drei Minuten die Zahnbürste benutzen. Die Zahnseide sollte drei- bis viermal in der Woche Verwendung finden. Wichtig: Die Technik des kreisenden Zähneputzens ist nur für Kinder geeignet. Erwachsene sollten die *„Von- rot- nach- weiß- Technik“* anwenden, das heißt, vom Zahnfleisch zu den Zähnen.

Die Utensilien im Einzelnen

Die Zahnbürste

Eine Qualitativ gute Zahnbürste reinigt die Zähne und fördert die Durchblutung des Zahnfleisches. Der Kopf der Zahnbürste sollte klein sein und gut abgerundet. Das hat den Vorteil, dass man beim Putzen leichter in alle Ecken und Winkel des Mundraums gelangen kann.

Die Borsten der Zahnbürste sollten parallel und eng nebeneinander angeordnet sein. Man sollte darauf achten, dass die Borsten am Kopf abgerundet sind. Das verhindert, dass man beim Putzen das Zahnfleisch verletzt.

Wegen des besseren Reinigungseffekts empfehlen sich Zahnbürsten mit einer mittleren Härte. Hat man jedoch schmerzempfindliche Zähne oder ein sensibles Zahnfleisch, so sollte man lieber auf weiche Bürsten zurückgreifen.

Elektrische oder Handzahnbürste?

Die heutigen elektrischen Zahnbürsten haben gegenüber den üblichen klassischen Handzahnbürsten deutliche Vorteile bei der Reinigungswirkung auf die Zähne und auf das Zahnfleisch. Zum einem ist es bequemer, und zum anderen sind die empfohlenen Putzbewegungen automatisiert. Auch werden Verfärbungen und Plaque besser entfernt und eine dreidimensionale Bürstenbewegung mit richtiger Putztechnik verspricht optimale Ergebnisse.

Dennoch lässt sich bei richtiger Handhabung auch mit einer herkömmlichen Handzahnbürste eine ausreichende Reinigung der Zähne erzielen. Generell sollte man persönlich abwägen, ob die Kosten der elektrischen Zahnbürste in Kauf genommen werden sollen, um eine gründlichere Zahnreinigung im Alltag zu erreichen.

Nach dem Zähneputzen sollte man die Zahnbürste gut ausgewaschen mit dem Kopf nach oben zum Trocknen aufstellen. Der Grund: Durch die gründliche Trocknung haben Bakterien weniger Chancen, sich auf den Borsten anzusiedeln. Natürlich hält keine Zahnbürste ewig- lässt die Elastizität der Borsten nach und stehen diese nicht mehr gerade, sollte man eine neue Zahnbürste kaufen.

Die Zahnpasta

Was ist eigentlich die richtige Zahnpasta? Gibt es überhaupt die „ultimative Zahncreme“ für alles? Neben der Zahnbürste ist die Zahnpasta das zweitwichtigste Utensil für eine richtige Zahnhygiene.

Doch so einfach wird es dem Verbraucher nicht gemacht. Da gibt es Zahnpasta für sensible Zähne, mit Weißmacher, die Natürliche, Zahncreme extra für Kinder, Zahnpasta für Erwachsene mit Parodontitis und noch viele mehr. Wenn es um die richtige Zahncreme geht, sind zwei Werte von entscheidender Bedeutung. Zum einen wäre das der Anteil an Fluor in der Zahncreme. Dieser wird in „ppm“ ausgedrückt.

Das steht für part per million (Deutsch: Teile von 1 Million)

In Verbindung mit Zahncremes beschreibt „ppm" die Menge des darin enthaltenen Fluorids. Die Menge bewegt sich zwischen 250 ppm und 1500 ppm. Bei Kindern zwischen 0 und 6 Jahren sollte der Wert bei 500 ppm liegen. Bei älteren Kindern bis 12 Jahren liegt der Fluoridgehalt in der Zahncreme im Schnitt zwischen 1000 und 1450 ppm. Der zweite Wert wäre der RDA (Radioactive Dentinabrasivität). Dieser Wert steht für die abtragende Wirkung von Putzkörpern (Silikatverbindungen, Schlämmkreide oder auch Marmor)

Je höher der Wert, desto höher auch der Abrieb. Damit ein optimaler Reinigungseffekt gewährleistet wird, sollte der RDA bei mindestens 35 liegen. Bei empfindlichem Zahnfleisch oder auch bei Parodontitis verwendet man Zahncremes mit einem RDA zwischen 20 und 30. Die Standardzahncreme enthält zwischen 40 und 70 RDA. Zahncremes mit einem RDA höher als 100 sind die „Weißmacher"-Zahncremes. Diese sind in der Lage festsitzende (gelbe) Verfärbungen förmlich von der Oberfläche herunterzuschleifen und werden von Rauchern und Teetrinkern bevorzugt. Kommen wir zum letzten Utensil, nämlich…

Die Zahnseide

Ca. 40% der Zähne kann man nicht mit der Zahnbürste erreichen, und da kommt die Zahnseide ins Spiel. Mit ihr kann man Essensreste, die sich zwischen den Zähnen befinden, entfernen. Wie bei der Zahnpasta gibt es auch hier eine riesige Auswahl an unterschiedlichen Zahnseideprodukten. Es gibt dünne oder dicke Zahnseide, mit Wachs oder ohne, Zahnseide mit Fluorbeschichtung und solche mit einer Teflonschicht, Kinderzahnseide oder fertig aufgespannte Zahnseide in Kunststoffbögen.

Alle Arten von Zahnseide haben ihre Vor- und Nachteile. Gewachste Zahnseide ist dicker und erschwert das Eindringen in die Zwischenräume, während Seide mit Teflon leichter von der Hand geht, aber für die Reinigung nicht optimal ist. Zahnseiden mit Fluorid machen teilweise keinen Sinn, weil der Fluoranteil viel zu gering ist. Dennoch steht und fällt alles mit der richtigen Technik und da ist üben, üben, üben angesagt.

Man schneidet sich ca. 40 cm der Zahnseide ab. Dann wickelt man jeweils ein Ende der Zahnseide um den Mittelfinger. Ist die Zahnseide fixiert, dreht man die Handflächen nach unten und hält mit den Zeigefingern die Zahnseide in die jeweilige Position. Dann beginnt man damit, die Zahnzwischenräume durch das Vor- und Zurückziehen der Seide zu reinigen. Man wandert hierfür von unten nach oben. Nach ca. 4 bis 5 Zwischenräumen sollte man die Zahnseidestelle durch verschieben wechseln. Hierbei gilt ebenfalls: Übung macht den Meister.

Wo ist der Haken?

Zusammenfassend benötigen wir also für gesunde Zähne die richtige Zahnbürste, die richtige Zahnpasta und ergänzend die richtige Zahnseide (evtl. die richtige Mundspülung). Natürlich darf auch die richtige Ernährung nicht außer Acht gelassen werden- doch dazu später mehr.

Doch leider hat das Ganze einen bitteren Nachgeschmack. Trotz mannigfacher Aufklärung durch Bücher, Internet und Zahnärzte leiden 95 Prozent der Deutschen an Karies. In der Altergruppe der 35-44jährigen sind im Schnitt 14,5 Zähne von Karies befallen, haben Füllungen oder fehlen komplett. Ein Viertel der Deutschen leidet an Parodontitis und seit 1997 sind die allgemeinen Zahnbetterkrankungen bei Erwachsenen inklusive Senioren um 27 Prozent gestiegen. Einziger Hoffnungsschimmer: der Kariesbefall bei Kindern ist leicht rückläufig, was jedoch später im Erwachsenenalter wieder in einen Negativtrend umschlägt.

Um der Ursache dieser Entwicklung auf den Grund zu gehen, werden wir die bereits erwähnten Maßnahmen zur Zahnhygiene im Folgenden nochmals einzeln durchgehen.

Empfohlene Putzregeln in der Kritik

Zur Wiederholung: 3-mal Tag Zähneputzen á 3 Minuten. 3- bis 4mal in der Woche die Zahnseide incl. Sämtlicher Zwischenräume, eventuell eine Mundspülung als Ergänzung. Seien wir doch einmal ehrlich und stellen uns die Frage, ob tatsächlich irgendjemand Woche für Woche diesen Aufwand betreibt. (Beantworten Sie sich die doch die Frage einfach selber). Aus Neugierde habe ich 15 Bekannte im meinem Umkreis gefragt, die mir alle Eindeutig bestätigten, dass sie selbst die Putzempfehlungen (wenn diese überhaupt bekannt waren) nicht einhielten. Mir ist bewusst, dass diese 15 Personen nicht für die ganze Menschheit repräsentativ sein können, aber machen Sie doch selbst einmal den Test und fragen Sie in Ihrem Umkreis, wie es um die Zahnhygiene bestellt ist. Sie werden überrascht sein. Nicht, dass Sie mich falsch verstehen- die empfohlene Putzregel halte ich für absolut sinnvoll und stelle sie als solche nicht in Frage. Mir geht es um den Unterschied zwischen Theorie und Praxis. Gehen wir doch einen Schritt weiter.

Die Putzwerkzeuge in der Kritik

Lassen wir hier einmal die Zahnbürste außen vor. Bevor wir uns jedoch die Zahnpasta näher anschauen, zuvor die Zahnseide.

Wer beim Zahnarzt war, kommt meist um die Empfehlung, „Zahnseide“ zu benutzen, nicht herum. Nun stellt sich die Frage, wer sich diesen Aufwand tagtäglich antut und 5 Minuten oder länger mit der Zahnseide an seinem Gebiss herumwerkelt. Forscher aus den USA und Kanada haben nach Studien gesucht, die belegen sollen, dass Zahnseide nachhaltig gegen Karies und Co. wirken soll. Fündig wurden sie allerdings nicht. Gerade Anfänger, aber auch Fortgeschrittene Benutzer haben hin und wieder das Problem, dass sie sich mit der Zahnseide ins Zahnfleisch schneiden- mit dem Resultat, dass der Zahnfleischrand anfängt zu bluten und als Pforte für Bakterien dient. Zahnärzte aus Düsseldorf haben durch Studien belegt, das man mit einer Mundspülung mehr für die Zahnhygiene erreichen kann als mit der herkömmlichen Zahnseide.

Gehen über zur Zahnpasta. Hauptbestanteil in jeder handelsüblicher Zahncreme ist Fluorid. Der Hauptgrund für den Fluoridanteil ist die Härtung (Beschichtung) der Zähne als Bestandteil der Kariesprophylaxe. Zahlreiche Studien sollen die Wirksamkeit von Fluor belegen. Dennoch gibt es auch Gegenstudien, die aufzeigen, dass die Wirkung von Fluor auf die Zahngesundheit nicht so ist, wie sie gerne dargestellt wird.

Die Studienergebnisse der genannten Untersuchung wurden in der Zeitschrift Langmuir der Amerikanischen Gesellschaft für Chemie (American Chemical Society, ACS) 55 veröffentlicht und zeigen, dass die schützende Schicht von Fluor in Wirklichkeit 100 Mal dünner ist, als man bisher geglaubt hat, so dass eine Schutzwirkung auf die Zähne somit ausgeschlossen ist.

PH. D. Frank Müller von der Universität Saarland (Deutschland) entdeckte, dass die Fluorapatit-Schicht, die sich nach der Fluoridbehandlung auf den Zähnen bildet, nur sechs Nanometer dick ist. Bereits das Kauen beim Essen reiche komplett aus, so die Wissenschaftler, um diese dünne Fluoridschicht innerhalb von wenigen Sekunden zu zerstören.

Fluor und die Gesundheit

Eines der wichtigsten und bekanntesten Werke aus der Fluoridkritik ist das Buch "Vorsicht Fluor" von Max Otto Bruker und Rudolf Ziegelbecker. Die Autoren weisen in dem Buch akribisch genau wissenschaftlich nach, dass Fluor nicht nur sinnlos ist, sondern auch noch schädlich für unsere Gesundheit.

Fluorid steht somit im Verdacht,

- das Nervensystem zu schädigen
- das Risiko zu vergrößern, an Osteoporose zu erkranken
- genetische Schäden zu verursachen
- den IQ von Kindern zu reduzieren
- Arthritis zu begünstigen
- das Risiko von Krebserkrankungen zu erhöhen
- schädigende Wirkung auf Herz, Leber und Nieren zu besitzen
- die Zeugungsfähigkeit von Männern zu verringern

Weitere Inhaltsstoffe, wie künstliche Süßstoffe, künstliche Aromen, Natriumlaurylsulfat und Triclosan, die ebenfalls in vielen Zahncremes vorhanden sind, ergänzen das Bild von einer Zahncreme, die wir tagtäglich benutzen, ohne deren Inhaltsstoffe in Frage zu stellen. Wer mehr darüber erfahren möchte, dem sei die Webseite **www.zentrum-der-gesundheit.de** empfohlen.

Ein Unternehmen, das auf viele Zusatzstoffe in ihrer Zahnpasta verzichtet, ist die Firma Weleda.

Die Firma Weleda

Eine traditionell anthroposophische Firma ist die Weleda AG. Weleda begann im Jahre 1921 als kleiner pharmazeutischer Laborbetrieb mit eigenem Heilpflanzengarten. Heute ist die Weleda AG der weltweit führende Hersteller von anthroposophischen Arzneimitteln und ganzheitlicher Naturkosmetik mit Sitz in Deutschland. Weleda hat in ihrer hiesigen Produktpalette Zahnpasta ohne Zusatz von Fluor. Auf meine persönliche Anfrage, mit welcher Begründung das so sei, möchte ich hier folgende Antwort wiedergeben:

“Der Zusatz von Fluor in Zahncremes wird unter Wissenschaftlern nach wie vor kontrovers diskutiert. Immer wieder gibt es dazu neue Erkenntnisse und Untersuchungsergebnisse. Wird Fluor in Zahncremes eingesetzt, so handelt es sich hierbei stets um lösliche Fluorverbindungen, die in einem synthetischen Verfahren hergestellt werden. Durch diesen Vorgang erfüllt die Substanz "Fluor" nicht mehr unseren Rohstoffanspruch und die Erwartungen unserer Endverbraucher an ein natürliches Produkt.
Im täglichen Leben begegnen wir Fluor in vielfältiger Weise. Fluor befindet sich z. B. in vielen Mineral- oder Heilwässern. Aber auch Nahrungsmittel wie Fisch, Getreide,

Milch, Milchprodukte und Nüsse (vor allem Walnüsse) enthalten natürliche Fluoride.

Weleda vertritt die Ansicht, dass eine ausreichende Versorgung des Körpers mit Fluor durch Nahrungsmittel und Trinkwasser grundsätzlich gewährleistet ist. Eine Fluorgabe als therapeutische Maßnahme ist in Einzelfällen bei Mangelerscheinungen angezeigt und gehört in die Hand eines Arztes, der über die Dosierung und Dauer der Behandlung individuell entscheidet.“

Kommen wir noch einmal zu Dr. Bruker zurück. Er beschreibt in seinem Buch, wie das Thema Fluor (in Tabletten, Zahnpasten usw.) als Kariesverhinderer die Medien überflutet hat- gesteuert von industriellen Interessengruppen wie der Zuckerindustrie oder diversen Herstellern von Fluoridprodukten.

"Es geht dabei um die Möglichkeit der Mächtigen, Falschinformationen zu verbreiten und die wahren Ursachen, die zu Krankheiten führen - und die vermeidbar wären -, zu verschweigen." Denn "Zahnkaries ist keine Fluormangelkrankheit und keine Krankheit, die durch Plaques entsteht, sondern das ....Warnsymptom einer den ganzen Organismus erfassenden Stoffwechselkrankheit auf Grund falscher Ernährung".
Dr. Bruker weiterhin:" Die Ursache der Zahnkaries (Zahnfäule), der Volksseuche Nr. 1, ist seit langem einwandfrei geklärt: Es ist der Verzehr von Fabrikzucker... Ohne Zucker kein Karies".

Zucker, die unterschätze Volksdroge

Die Gewinnung von Zucker aus der Zuckerrübe ist erst 200 Jahre alt. Der Berliner Apotheker Andreas Sigismund Marggraf hatte bereits 1747 nachgewiesen, dass im Rübensaft Zucker enthalten ist. Die Fabrikationsverfahren, die dann sein Schüler Franz Karl Achard um 1800 entwickelte, führten 1825 zur Entstehung der Rübenzuckerindustrie. Dies war der Anfang einer neuen Nahrungsmittelära.

Zucker hat viele Namen

Zucker hat viele Namen, und das kann auch oft zu Verwirrung führen. Auf vielen Lebensmitteletiketten tauchen eine Menge Begriffe auf, die dem Verbraucher nicht sofort verraten, dass es sich um Zucker und verwandte Süßmittel handelt: Glucose, Saccharose, Fructose, Glucosesirup, Maltose, Lactose usw. Wer blickt da noch durch? Ein klarer Vorteil für die Lebensmittelindustrie, die mit ihrem Kauderwelsch auf den Verpackungen den Endverbraucher nur verwirrt, so dass der Konsument letztendlich resigniert aufgibt. Hierbei gibt es allerdings eine Faustregel, die ein wenig Licht ins Dunkel bringt: Alles, was mit der Silbe „-ose“ endet, ist Zucker.

Das Problem, was Zucker zur Volksdroge mutieren ließ, ist nicht unbedingt die Tatsache, dass jeder weiß, dass Zucker in Schokolade, Bonbons, sprich in Süßigkeiten enthalten ist Vielmehr sind die so genannten versteckten Zucker in Ketchup, Salatsoßen, Joghurt usw. das Hauptproblem. Der Stern veröffentlichte einen interessanten Artikel über die

Volksdroge „Zucker". Im Artikel war eine Auflistung all jener Lebensmittel, von denen man am wenigsten erwartet hätte, dass darin solche Mengen Zuckers enthalten seien.

Hier einige Beispiele:

- Cappuccino/lösliche Kaffeemischung von Jacobs/220 Gramm: **35** Stück Würfelzucker

- Fruchtzwerge: **13** Stück Würfelzucker

- Tiger Tomatenketchup Bio/Rapunzel Naturkost/0,39 Liter: **24** Stück Würfelzucker

- Steinofen Pizza Hawaii von Wagner: **8** Stück Würfelzucker

- Butterkekse/De Beukelaer/200 Gramm: **20** Stück Würfelzucker

  und

  …Früchtetee v. Hipp (400g Packung) / **140** Stück Würfelzucker

Perfekt wird die Ganze durch die Art der Kennzeichnung: Lebensmittel, die Stärkezucker enthalten, dürfen als "zuckerfrei" deklariert werden, weil die Stärkezucker nach dem deutschen Lebensmittelrecht nicht als "Zucker" im Sinne des Gesetzes gelten - egal ob süß oder nicht.

Was bewirkt Zucker im Körper?

Der Zucker in der Nahrung gelangt sehr schnell über die Darmwand in den Blutkreislauf. Die einzelnen Zuckermoleküle erhöhen somit kurzfristig den Blutzuckerspiegel und regen die Insulinausschüttung an. Die Aufgabe von Insulin ist es, die Überzuckerung des Körpers zu verhindern. Es dockt an der Zellwand an und beginnt sofort damit, die Zuckermoleküle aus dem Blut in die einzelne Zelle hineinzuschleusen. Der hohe Insulinspiegel im Blut treibt anschließend den Zuckerspiegel im Blut unter Normalwert. Das Resultat: Hunger. Ein Kreislauf aus Hunger, Essen und Hunger beginnt.

Des Weiteren steht Zucker im Verdacht, folgende Symptome auszulösen:

Müdigkeit, Energielosigkeit, Depressionen, Angstzustände, Magen- und Darmprobleme wie Völlegefühle, Blähungen, Durchfall und Verstopfung, Haarausfall, Hautkrankheiten, Pilzbefall, Menstruationsbeschwerden, Nervosität, Schlafstörungen, Konzentrationsschwäche

Wie mit allem anderen ist es auch hier: **Die Dosis macht das Gift**. Jedoch hat der deutsche Bundesbürger die gesunde Dosis schon weit überschritten.
Jeder Einwohner Deutschlands nimmt pro Jahr 36 Kilogramm Zucker zu sich. Drei Viertel davon sind in verarbeiteten Lebensmitteln enthalten, nur etwa 6 Kilogramm wer-

den direkt als Zucker (in Tee oder Kaffee oder Selbstgebackenem) aufgenommen.

(Quelle: www.zuckerwirtschaft.de)

Fassen wir zusammen

Ein Trugschluss ist, dass die konventionellen Mundhygiene-Strategien gegen Karies helfen. Wer putzt schon 3mal täglich für 3 Minuten die Zähne? Wer hat schon Zahnseide zu Hause? Wer kann schon komplett auf Zucker in Nahrungsmitteln verzichten?

Der größte Verursacher von Karies ist und bleibt der raffinierte Industriezucker. Natürlich ist der folgende Fakt unbestritten: Die Dosis macht das Gift. Aber selbst wenn man weiß, wo überall die versteckten Zucker sind, wo überall die süße Verführung lauert, so wird es dennoch sehr schwierig, im Alltag die in den Nahrungsmitteln enthaltene Zuckerdosis in den Griff zu bekommen. Hier soll noch eine sehr interessante Studie Erwähnung finden, nämlich die Hopewood-Studie:

Das **„Hopewood House“** war ein abgelegenes Heim in Australien. Hier wurden Kinder bis zum 12. Lebensjahr unter strenger Kontrolle erzogen und laktovegetarisch mit minimalen Zuckeranteilen ernährt. Die Studie (1957-1961) zeigte, dass der Kariesbefall der Kinder trotz häufig unzureichender Mundhygiene erst nach Verlassen des Heimes anstieg.

Zitat aus www.zahnarzt-empfehlung.de :

Kariesverursachende Bakterien ernähren sich übrigens ausschließlich von Zucker. Es gibt eine einfache Regel: „Kein Zucker = keine Bakterien; keine Bakterien = keine Plaque (Biofilm); keine Plaque = keine Karies“. Es ist somit eine ernährungsbedingte, ansteckende (!) Infektionskrankheit. Regulären Haushaltszucker kann man übrigens durch Birkenzucker (Xylitol) ersetzen. Dieser natürliche Zucker verursacht keine Karies und ist daher ein wichtiger Bestandteil der kugelsicheren Prophylaxe.

Teil II

Xylit in der Anwendung

Xylit in der Praxis

Allgemeines zum Thema „Xylit“

Generell ist es machbar, viele Nahrungsmittel, die Haushaltszucker enthalten, durch Xylit zu ersetzen. Ob in Bonbons, Kaugummis oder Lutschern, beim Backen oder gar beim Süßen von Kaffee und Tee. Aufpassen sollte man bei verstecktem Zucker (Beispiel Ketchup). Da hilft es, das Etikett auf der Verpackung zu studieren und die Produkte gegebenenfalls gegen Nahrungsmittel auszutauschen, die zuckerfrei sind. Die Umstellung mag zu Anfang ein wenig ungewohnt und irreführend sein. Doch wenn man einmal den Dreh raus hat, wird Xylit zu einem festen Bestandteil des Haushalts.

Fakt ist, dass Xylit ist im Vergleich zum herkömmlichen Haushaltszucker teurer ist. Der Durchschnittspreis für 500g Xylit liegt bei ca. 5,- Euro. Inwieweit die Preise in Zukunft fallen werden, ist noch offen. Hier stellt sich nun die Frage, was einem die eigene Gesundheit wert ist. Es ist möglich, Xylit in der vollen Bandbreite (zum Kochen, Backen, Mundhygiene usw.) zu nutzen, oder sich nur auf die reine Mundhygiene bzw. auf die Kariesprophylaxe zu fokussieren. In diesem Fall eignen sich Xylithaltige Kaugummis am Besten. Hier liegt der Preis im Schnitt bei 1,35 Euro für 10 Kaugummis. Würde man am Tag 2 Kaugummis verwenden, kämen wir auf knapp plusminus 8,- Euro im Monat- im Vergleich zur Selbstbeteiligung beim Zahnarzt ein Schnäppchen.

Xylit kann am besten wirken, wenn es über einen gewissen Zeitraum kontinuierlich eingenommen wird. Obwohl die Kontinuität ein wichtiger Prophylaxefaktor ist, haben Studien gezeigt, dass Xylit selbst dann eine positive Veränderung im Mundraum bewirkt, wenn es nur für wenige Tage (Wochen) eingenommen wurde. Unabhängig von der Effizienz des Xylit in klinischen Studien kann es für kariesgefährdete Personen sicherer sein, sich die Xylitanwendung zur Gewohnheit zu machen. Das bedeutet, Xylit in einer geeigneten Form mehr oder weniger regelmäßig anzuwenden.

Hier einige allgemeine Punkte zu Xylit:

- Xylit ist im Vergleich zum Haushaltszucker teurer.

- Xylit hat keine Nebenwirkungen. Es kann aber beim Verzehr größerer Mengen zu Diarrhö (Durchfall) führen.

- Xylit kann zwar zum Backen verwendet werden-das haben die Turku-Zuckerstudien gezeigt. Jedoch kann es vorkommen, dass beim Backen keine Bräunungsreaktion entsteht und der Teig möglicherweise nicht aufgeht.

Xylit und seine Anwendungsgebiete

Zahnhygiene / Prophylaxe
Diabetes / Hormonregulation
Hals-, Nasen- und Ohrenbereich
Osteoporose
Übergewicht

Die Anwendungsgebiete im Einzelnen:

Xylitol und die Mundhygiene

Der „American Dental Association“ zufolge leiden 75 Prozent der amerikanischen Erwachsenen im Alter von über 35 Jahren an einer Zahnfleischerkrankung. Dass die Ernährung hierbei eine wichtige Rolle spielt, muss an dieser Stelle nicht mehr erwähnt werden. Wer zuviel Zucker isst, der bietet für die im Mund vorhanden Bakterien ein regelrechtes Freudenfest und lässt so Säuren entstehen, die den Zahnschmelz angreifen. In der Regel befeuchtet der Speichel den Mund mit einer basischen Lösung, die den Säuregehalt im Mundraum neutralisiert und dem Zahn Mineralien rückführt. Wenn der Speichel jedoch durch den Verzehr von zu viel Zucker (Süßigkeiten) sauer wird, beginnt ein Teufelskreis.

Xylit verkehrt alle zerstörerischen Auswirkungen von Haushaltszucker ins genaue Gegenteil. Xylitol kann nicht gären und kann deshalb von den Bakterien im Mund nicht zu Säure umgewandelt werden. Auf diese Weise hilft es, ein gutes Säure- Basen- Gleichgewicht im Mund aufrechtzuerhalten, denn ein basisches Milieu ist schlecht für alle schädlichen Bakterien in der Mundhöhle. Bei einer Daueranwendung von Xylit werden schädliche Bakterienstämme verdrängt. Auf diese Weise verändert Xylit die Bakterienkulturen im Mund langfristig zum Positiven.

Xylit beschleunigt die Mineralisierung der Zähne und hilft so bei kleinen kariösen Stellen am Zahn, diese auszuheilen. Größere Löcher am Zahn verschwinden zwar nicht, können jedoch verhärtet werden. Xylit regt den Speichelfluss an und fördert die im Mundspeichel befindlichen nützlichen Mineralien.

Xylitprodukte

Xylitol gibt es in verschiedenen Ausführungen. Als Pulver, Bonbons, Lutscher (verschiedene Geschmacksrichtungen), Kaugummis (verschiedene Geschmacksrichtungen) und als Zahncreme.

Xylitpulver ist die häufigste Form, in der man Xylit im Handel beziehen kann. Möchte man Xylit als Pulver beziehen, sollte man auf folgende Punkte achten:

- 100% Pflanzlich
- 100% gentechnikfrei
- Frei von chemischen Zusätzen

Möchte man auf Nummer sicher gehen, bezieht man Xylit aus „Made in Germany“ Herstellung. Viele Händler bieten auch Zertifizierte Xylitprodukte an und geben eine 100% Garantie.
Kaugummis, Drops oder auch Bonbons gibt es in verschei-den Geschmacksrichtungen wie Orange, Vanille oder auch Erdbeere- je nach persönlichen Vorlieben. Auch hier gelten die oben genannten Punkte. Bei Kaugummis sollte man drauf achten, dass diese nicht mit Sorbit oder anderen Aus-tauschstoffen gepanscht sind.

So verwendet man Xylit für die Mundhygiene

Das Pulver:

Nehmen Sie nach jeder Mahlzeit einen Teelöffel Xylit. Warten Sie, bis der Speichel das Xylit aufgelöst hat. Da-nach bewegen Sie es mindesten 2 Minuten lang im Mund-raum hin und her. Danach spucken Sie es aus und spülen bitte nicht mit Wasser nach.

Wichtig: Trinken Sie erst nach 30 Minuten wieder.

Zahnhygiene für ganz Genaue:

Nach dem Essen mindestens 3 Minuten lang mit der Zahn-bürste die Zähne putzen, und zwar mit der “Von- rot- nach-weiß- Technik“ (vom Zahnfleisch zu den Zähnen). An-schließend mit Zahnseide die Zahnzwischenräume von Essensresten befreien. Danach Xylitpulver wie oben beschrieben verwenden.

Xylit als Kaugummi

Kaugummi ist mitunter eine der besten Möglichkeiten für die Kariesprophylaxe. Der Grund liegt im oralphysiologischen Effekt, den man mit einem Xylitkaugummi erreichen kann. Was heißt das? Beim Kauprozess produzieren wir im Mundraum Speichel, der durch das Kauen in alle Gruben bzw. Risse der Schmelzkrone gepumpt wird. Der vermehrte Speichelfluss wiederum stärkt die natürliche chemische Abwehr der Mundhöhle. Zu den physiologischen Vorteilen von Xylit selbst gehören der natürliche süße Geschmack und sein besonderer Kühleffekt.

Da nicht jeder Kaugummis kauen möchte oder kann, stehen besondere Lutschtabletten oder Lutschpastillen als Vehikel für Xylit zur Verfügung. Beim Kauf von Xylitkaugummis sollte man darauf achten, das dieser aus 100% reinem Xylitol besteht. Im Handel kann man Zahnkaugummis erwerben, die zwar Xylit enthalten, dessen Menge jedoch zu gering ist, um eine positive Wirkung zu erzielen. Meist beinhalten jene Kaugummis Sorbit und Aspartam als Zusatzstoff. Auch hier gilt: Nach jedem Essen einen Xylitkaugummi kauen.

Die Kaudauer: In klinischen Studien waren Kauzeiten von 5 bis 15 Minuten am effektivsten. Aufgrunddessen sollte das Kauen eines Xylitkaugummis mindestens 5 Minuten dauern. Ein Vorteil wäre, die Kaudauer auf 10 bis 15 Minuten zu verlängern, was die natürlichen Speichelfluss und die natürlichen Abwehrkräfte des Speichels selbst erhöht.

Xylit als Lutscher, Bonbon, Pastille

Wer keine Kaugummis mag, kann auf Xylitlutscher, Bonbons oder auch Pastillen ausweichen. Auch hier gilt: die regelmäßige Anwendung bietet den optimalen Schutz gegen Karies. Ein Bonbon oder eine Pastille nach dem Essen wäre von Vorteil. Xylitbonbons (Pastille) dabei nicht zerkauen, sondern langsam mit dem Speichel im Mund zerfließen lassen. Wie bei Pulver und Kaugummis auch sollte man darauf achten, reine Xylitbonbons (Lutscher, Pastillen) beim Händler zu erwerben. Durch die unterschiedlichen Geschmacksrichtungen (Frucht, Pfefferminz usw.) ist hier Abwechslung geboten, was beim Pulver nicht gegeben ist.

Xylit in der Zahnpasta

Als man das Potential von Xylit erkannte, begannen einige Hersteller damit, Xylitzahnpasta in verschiedenen Ländern zu produzieren. Für die Hersteller gab es zwei Gründe dafür, „Xylit“ in die Rezeptur mit einfließen zu lassen. Zum einen eignet sich Xylitol hervorragend als Bindemittel, zum anderen, um das Wachstum von Streptococcus mutans zu unterdrücken. Des Weiteren kann man durch klinische Studien belegen, dass Xylitzahnpasta eine gezielte Wirkung gegen Plaque und Karies bietet.

Eine klinische Studie, die in Costa Rica durchgeführt wurde, zeigte, dass die gewohnheitsmäßige Verwendung einer xylithaltigen Zahnpasta, sprich 2mal am Tag, den Kariesbefall um 12,3% reduzierte. Dieses Ergebnis ist erstaunlich, wenn man bedenkt, dass die Xylitzahnpasta nur zwei Mal am Tag verwendet wurde. Der Versuch wurde bei Kindern zwischen 8 und 10 Jahren gemacht. Eine Versuchsgruppe ohne xylithaltige Zahnpasta erbrachte nicht diese Ergebnisse.

Xylitzahnpasta kann man ergänzend zum herkömmlichen Karies- prophylaxeprogramm verwenden. Sie ersetzt jedoch nicht die kaubaren Xylitprodukte wie Kaugummi, Pastillen oder gar das reine Pulver. Der Grund liegt in der bereits mehrfach erwähnten den Speichelfluss stimulierenden Wirkung.

Ein Zahnarzt macht einen Versuch

Ich besorgte mir Xylitol in der Apotheke und nahm dann einen Teelöffel voll Xylitol pur in den Mund. Nach dem Ausspucken waren meine Zähne ungewöhnlich glatt, ähnlich wie nach einer professionellen Zahnreinigung. Ich wiederholte diesen Vorgang über Monate hinweg mehrmals täglich und bat dann Menschen in meinem privaten Umfeld, Xylit ebenfalls zu testen. Da es sich um ein Lebensmittel und auch um einen körpereigenen Stoff handelt, gab es keine ethischen Bedenken.

Ein Jahr lang habe ich im Selbstversuch diverse Anwendungsarten ausprobiert und dann Xylitol in die Therapie eingeführt. Das Resümee dieser mittlerweile fünf Jahre umfassenden Beobachtungen:

- Karies verschwindet fast vollständig
- Zähneputzen wird weniger wichtig
- Zahnbeläge lassen sich extrem leicht entfernen
- Parodontose bildet sich ohne Änderung/ Intensivierung der Zahnhygiene deutlich zurück
- Zahnsteinbildung ist stark rückläufig.

Als ich Professor Kauko Mäkinen um seine Einschätzung meiner Ergebnisse bat, bestätigte der erfahrene Xylitol-Forscher meine Ergebnisse.

Empfehlungen zur Anwendung:
Nach meiner Erfahrung empfiehlt sich folgende Anwendung: Dreimal täglich nach den Mahlzeiten oder zwischendurch einen halben Teelöffel voll Xylitolpulver (gibt es in der Apotheke auf Bestellung) in den Mund nehmen, im Speichel lösen lassen, den süßen Speichel drei bis fünf Minuten im Munde herumspülen, dann ausspucken. Bitte nicht nachspülen!

Dr. Ulrich Bruhn (Quelle: www.ht-mb.de/forum/index.php)

Xylitanwendungen im Einzelnen

Xylitanwendung bei Kindern

So bald bei Kindern die ersten Zähne durchbrechen, können kleine Mengen einer Xylitlösung mit einer Pipette in den Mund eingegeben werden. Alternativ kann man ein Wattestäbchen mit Xylitlösung anfeuchten und die Zähne damit abtupfen.

Herstellung einer Xylitlösung: 2 Esslöffel Wasser zu 1 Teelöffel Xylitpulver.

Bei der Kariesprophylaxe mit Xylit bei Kindern sollten folgende Punkte beachtet werden:

- Regelmäßige Anwendung
- Anwendung von kleinen, löslichen Lutschpastillen als eine Alternative zu Kaugummis.
- Vermeidung von kräftigen Aromen (Geschmack)
- Angenehm schmeckende Produkte mit hohen Xylitgehalt (65 - 99% Xylit) sollten vorgezogen werden.
- Sorbit sollte generell vermieden werden.
- Geschmack sollte süß sein (Fruchtgeschmack)

Kinder im Vorschulalter

Kinder im Vorschulalter können, wie Erwachsene auch, systematische Xylitanwendungen durchführen. Geeignete

Xylitprodukte sind Kaugummis, Lutschtabletten, Pastillen und Zahnpasta. In Finnland geben einige Kindertagesstätten den Kindern nach dem Mittagessen ein Xylitkaugummidragee. Diese Verabreichung von Xylit dient als reine kariesprophylaktische Maßnahme. Zuhause nehmen dann die Kinder unter Aufsicht ihrer Eltern auch Pulver, Kaugummis usw.

Ältere Kinder und Teenager

Optimal für die Xylitanwendung ist die Zeit, in der die bleibenden Zähne durchbrechen. Dies geschieht normalerweise im Alter zwischen 5 und 12 Jahren. Darüber hinaus können größere Kinder am herkömmlichen Xylitprogramm der Erwachsenen bedenkenlos teilnehmen.

Anwendungen bei Erwachsenen unter Berücksichtigung unterschiedlicher Gruppen

Schwangere Frauen

Studien haben gezeigt, dass eine regelmäßige Anwendung von Xylitkaugummi bei der Mutter das Risiko des Neugeborenen, später Karies zu bekommen, erheblich reduziert. Eine Infektionsquelle für das Baby ist der Streptococcus mutans. Dieser wird durch Körperkontakt von der Mutter (oder von anderen Familienmitgliedern) auf das Kind übertragen. Wurden bereits während der Schwangerschaft Xylitkaugummis genommen, reduziert dies den Kariesbefall beim Neugeborenen erheblich.

Sportler, Freizeitsportler

Das Problem vieler Sportlergetränke ist der hohe Anteil an fermentierendem Zucker (Saccharose, Fructose usw.), wie auch der Anteil an organischer Säure wie der Zitronensäure. Aus beidem resultiert der niedrige PH-Wert (Sauer), der direkte negative Wirkung auf die Zähne hat.

Das Angebot an speziellen Sportlerdrinks wird immer breiter. Ein Test von 26 Produkten zeigt: Jede dritte Werbung ist überzogen, verwirrend oder sogar falsch. "Die Drinks sind nicht schädlich, aber entbehrlich", resümiert Ernährungsexpertin Petra Lehner von der Arbeiterkammer. Sie rät: "Wasser oder Apfelsaft gespritzt tut es für durchschnittlich aktive Sportler auch und spart viel Geld." (Zitat-Quelle: www.krone.at)

Häufiger Genuss von herkömmlichen Sportlergetränken kann zu Problemen führen, die durch den Einsatz von Xylit (Kaugummis usw.) gelindert werden können.

Menschen mit Allergien gegen Getreideprodukte

Bestimmte Personen können auf den Verzehr weizenhaltiger Nahrungsmittel allergisch reagieren. In bestimmten Süßwarenprodukten können aus Weizen hergestellte Stärkesirup bei jenen Personen Allergien ausgelöst werden. Xylit bietet hier eine optimale Alternative.

Menschen mit Sodbrennen und einer Refluxstörung

Beim Reflux fließt teilweise unverdaute Nahrung zurück in die Speiseröhre. Dieser Nahrungsbrei enthält Magensäure (Salzsäure) mit einem sehr niedrigen pH-Wert. Dies kann zu einem starken Brennen im Brustraum führen. Häufiger Reflux kann auch Zahnerosion verursachen. Xylit verhindert nicht das Magenproblem, aber kann die Zahnerosionen lindern.

Diabetiker und Xylit

Xylit ist eine hervorragende Alternative zu den herkömmlichen Zuckeraustauschstoffen. Xylit wird durch den Körper langsamer gespalten als der normale Zucker. Deshalb steigen Glucose und deshalb auch der Insulinspiegel im Blut nach dem Verzehr von Xylitprodukten viel langsamer an.

Diabetes und Parodontose

Parodontose ist die Folgeerscheinung einer jahrelangen Diabe- teserkrankung und unterliegt einem ständigen Wechselspiel. Diabetiker bilden eine Gruppe mit einem sehr hohen Parodontoserisiko. Parodontose ist mit Plaquewachstum verbunden und kann durch eine kontrollierte Anwendung von Xylitprodukten reduziert werden. Auch hier gilt: Kontinuität.

Xylit bietet für Diabetiker folgende Vorteile:

- Xylit hat eine hohe Süßkraft und kann Zucker problemlos ersetzen.

- Xylit kann vielseitig angewendet werden.

- Xylit hat weniger Kalorien als die meisten anderen Kohlenhydrate, was bei der gleichen Süße eine Reduktion von 30% bis 40% der Kalorien bedeutet.

- Xylit hat einen glykämischen Index von 7. Das bedeutet, dass seine Wirkung auf den Blutzucker und den Insulinspiegel nicht gravierend ist.

- Xylit gibt Energie langsam und konstant im Körper frei.

Xylit bei Mittelohrentzündung

Untersuchungen haben gezeigt, dass Kleinkinder seltener Mittelohrentzündungen haben, wenn sie Xylit verabreicht bekommen. Bedingt durch Xylit reduziert sich die Erfordernis, Mittelohrentzündungen mit Antibiotika zu behandeln.

Generell ist eine chronische Mittelohrentzündung für Kinder keine angenehme Sache. Häufig werden Schläuche mit einer Flüssigkeit in das Mittelohr des Kindes eingeführt, um die Infektion auszuspülen. Diese Methode hilft die Infektionen zu bekämpfen, führt aber nicht immer zur einer kompletten Heilung. Bei Kindern in den ersten Lebensjahren ist das Sprechen ein wichtiger Teil des Lernprozesses. Dies geschieht zum größten Teil über das Gehör. Hat das Kind in diesen Jahren häufig mit einer Mittelohrentzündung zu tun, kann sich dies negativ auf das Sprachverhalten auswirken.

Xylit besitzt die Fähigkeit, das Wachstum jener Bakterien zu hemmen, die bei kleinen Kindern Mittelohrentzündungen verursachen. In zwei Studien mit über 1.000 Kindern wurde nachweislich belegt, dass das Kauen von Xylitkaugummis die Häufigkeit von Mittelohrentzündungen um knapp 40 Prozent senkt, anhaltende Beschwerden reduziert und den Bedarf an Antibiotika rapide senkt. Um positive Resultate zu erzielen, sollte man Xylit (Kaugummis, Lutschpastillen) mindestens fünfmal täglich für einen Zeitraum von mindestens 12 bis 24 Monaten anwenden.

Xylit bei Nasennebenhöhleninfektionen, Allergien und Asthma

Allergien und Asthmabeschwerden, die durch Umweltverschmutzungen ausgelöst werden, können durch eine saubere Nase gelindert werden. Wer seine Nase mit einem xylitolhaltigen Nasenspray spült, verringert die Anzahl gefährlicher Bakterien und regt die natürliche und schützende Reinigungsfunktion der Nase an.
Ein Arzt aus Plainsview, Texas, berichtete, dass der Gebrauch von Nasenspray mit Xylit in seiner Praxis 93 Prozent an Ohrinfektionen verhindern konnte. Von ähnli-

chen Ergebnissen berichtete er in Bezug auf Nasennebenhöhleninfektionen, Asthma und bei Allergien.

Xylit-Nasenspray selbst herstellen:

Besorgen Sie sich in der Apotheke eine isotonische Natriumchloridlösung. Diese gibt es in der Regel in 10-ml-Flaschen für unter 1 Euro. Ein alte Nasensprayflasche aufschrauben, auswaschen und die 10ml plus ca. 2g (1 Teelöffel) Xylit einfüllen, schütteln und fertig. Das Xylitspray hält sich ohne Konservierungsmittel etwa 10 Tage.

Xylit bei Osteoporose

Die Prophylaxe gegen Osteoporose mittels Xylit wurde bisher nur anhand von Tierversuchen demonstriert. Xylit scheint die biomechanischen Eigenschaften von Knochen und Collagenmolekülen bei Versuchsratten zu verbessern. Xylit scheint die Aufnahme von Calcium zu erhöhen. Diese Studien wurden an der Universität Oulu, Finnland unter der Leitung von Professor Matti Knuuttila durchgeführt.

Xylit bei Übergewicht

Natürlich reicht es nicht aus, den herkömmlichen Industrie-Zucker durch Xylit zu ersetzten, um langfristig und vor allem dauerhaft abzunehmen. Um erfolgreich abzunehmen, sollte man den Fokus auf die drei wichtigen Säulen legen:

1. Geistige Grundeinstellung
2. Ernährung
3. Bewegung

Kurz erklärt:

Gedankenhygiene vor der eigentlichen Handlung (Ernährungsumstellung, Bewegung) sollte bei einer geplanten Diät immer im Vordergrund stehen. Das bedeutet, dass man seine Gedanken, seine Emotionen und die daraus resultierenden Handlungen auf das Ziel „Abnehmen“ fokussiert. Bewegung ist unerlässlich, um eine negative Energiebilanz zu bewirken, genauso wie eine dauerhafte Ernährungsumstellung.

Wenn Sie mehr darüber wissen möchten, kann ich Ihnen mein Buch **„Die Matrix-Diät“** wärmstens empfehlen.

Menschen, ob nun mit oder ohne Übergewicht, verzichten ungern auf Süßes. Xylit hat einen Nährwert von 10 kJ/g (2,4 kcal/g), sprich, es besitzt 40% weniger Kalorien als der herkömmliche Haushaltszucker. Aufgrund der geringen Energiedichte ist Xylit optimal als Zuckeraustauschstoff geeignet. Übergewichtige, die mit Xylit süßen oder es zur Kariesprophylaxe verwenden, berichten, das der Heißhunger auf süße Lebensmittelprodukte deutlich nachlässt.

Kurz und knapp:

Xylit ist das ideale Süßungsmittel: Es verbindet gesundheitliche Vorteile mit einfacher Anwendung. Xylit kann bis auf wenige Ausnahmen Zucker 1 : 1 ersetzen.

Ein erfolgreiches Xylitprogramm auf den Punkt gebracht:

- Kleinere Mengen Xylit im Laufe des Tages anwenden, mindestens dreimal täglich.
- Geeignete Xylitprodukte sind: Pulver, Kaugummi, Lutscher, Bonbons, Pastillen, Zahnpasta (selbstgemacht), Nasenspray
- Tägliche Anwendung
- Sofort nach Mahlzeiten bzw. Zwischenmahlzeiten (Zucker-/ stärkehaltig) konsumieren
- Verwenden Sie Produkte, die mit 100% Xylit gekennzeichnet sind
- Zum Kauen oder Lutschen vorgesehene Produkte mit einem hohen Xylitgehalt verwenden

- Generell Zuckerfreie Produkte verwenden oder (hauptsächlich) mit Xylit süßen

Gibt es Nebenwirkungen?

In klinischen Studien wurde eine Menge von 5-10g Xylit pro Tag eingesetzt. Nebenwirkungen während und nach der Studie wurden keine festgestellt. Dennoch kann bei einem übermäßigen, übertriebenen Genuss (ab 40g/Tag) von Xylit eine abführende Wirkung auftreten. Die Grenzwerte der Zuckeraustauschstoffe allgemein werden mit 0,5 Gramm pro Kilogramm Körpergewicht angegeben. Der menschliche Körper ist allerdings in der Lage, sich an die Zufuhr größerer Xylitmengen anzupassen.

Professor Mäkinen hat bereits in den Siebzigern in einer Studie gezeigt, dass Portionen von 430 Gramm Xylit von den damaligen Studienprobanden problemlos vertragen wurden. Jahre später wurde in London eine Studie veröffentlicht, die zeigte, dass sich die Studienprobanden im Verlauf weniger Tage locker an hohe Xylitdosen gewöhnten- ohne Nebenwirkungen.

Achtung bei Haustieren!

Xylitol hat bei einigen Tierarten (Hund, Ziege, Kaninchen usw.) einen stark Insulin-Ausschüttenden Effekt, der zu einem starken, bisweilen lebensbedrohlichen Abfall des Blutzuckerspiegels führen kann. Das kommt daher, dass ihnen ein bestimmtes Enzym fehlt, was normalerweise Xylit im Körper abbauen sollte. Im Zweifelsfall fragen sie Ihren Haustierarzt.

Fallbeispiele

Fallbeispiel Nr. 1

Andreas E. (34 Jahre) hatte sei jeher Probleme mit Aphten (so bezeichnet man Defekte der Schleimhaut im Mund. Sie sind ziemlich schmerzhaft, jucken oder brennen) im Mundbereich gehabt. Seit er in regelmäßigen Abständen Xylitkaugummis kaut, hat sich sein Aphtenproblem um mehr als die Hälfte reduziert.

Fallbeispiel Nr. 2

Janis G. (10 Jahre) hatte Probleme mit einem sehr starken Zahnbelag auf seinen Zähnen, der sich trotz zahnärztlicher Prophylaxebehandlungen nicht besserte. Durch die regelmäßige Anwendung von Xylit (als Kaugummi, 3x täglich) ist der hartnäckige Zahnbelag komplett verschwunden.

Fallbeispiel Nr. 3

Sabine K. (43 Jahre): Seit ihre Familie Xylit in Form von Mundspülungen und Kaugummis benutzt, haben alle 4 Familienmitglieder seit über zwei Jahren kein Kariesproblem mehr. Sabine fiel auch sehr schnell auf, dass ihr Zahnstein rapide zurückging und ihre Zahnhälse nicht mehr so empfindlich auf Kälte reagierten.

Fallbeispiel Nr. 4

Tanja I. (10 Jahre) hatte auf der rechten oberen Seite des Mundbereichs eine Fistel, die trotz Bemühung seitens des Zahnarztes nicht verschwand. Durch das Spülen mit Xylitpulver war die Fistel nach etwa 2 Wochen komplett verschwunden.

Fallbeispiel Nr. 5

Michael J. (39 Jahre) hatte durch den Genuss von Kaffee und Tee im Laufe der Zeit gelbe Zähne bekommen. Er entschied sich gegen die Bleichvariante beim Zahnarzt und verwendete stattdessen Xylitpulver in Verbindung mit Kaugummis. Nur Wochen später waren seine Zähne merklich weißer geworden.

Ein kleines Nachwort

Die Anwendungsmöglichkeiten von Xylit sind vielfältig. Egal welche Gründe Sie auch haben, Xylit zu verwenden- Sie sollten in Aktion treten und handeln.

Das Ergebnis wird Sie verblüffen. Erfolg hängt wesentlich davon ab, dass man eine Sache kontinuierlich durchzieht. Ich hoffe, ich konnte Ihnen mit diesem kleinen Ratgeber eine Hilfestellung an die Hand geben und Ihr Interesse am Wundermittel Xylit wecken. Ich wünsche Ihnen, dass Sie aus dem Gelesenen den größtmöglichen Nutzen ziehen können. Haben Sie Erfahrungen mit Xylit gemacht oder Rezepte usw. entdeckt, so scheuen Sie sich nicht, mir diese mitzuteilen- ich würde mich freuen.

In diesem Sinne,
Ihr
Michael Iatroudakis

Rezepte mit Xylit

Käsekuchen ohne Boden

Zutaten

- 1 kg Magerquark
- 6 Eier (4 reichen zur Not auch)
- 100 g (Vollkorn-)Mehl (Weizen oder Dinkel)
- 100 g Butter (es geht auch ohne)
- 200 - 250 g Xucker-Xylit
- 2 Esslöffel Grieß (es geht auch ohne)
- 1/2 Päckchen Vanillepuddingpulver
- ca. 1/2 Päckchen Backpulver
- 1 Teelöffel echte Vanille oder
- 2 Päckchen Vanillezucker oder
- 2 Esslöffel Vanille-Xucker
- geriebene Schale und den Saft einer Zitrone

Zubereitung

- Alle Zutaten sehr gründlich miteinander mischen und in eine Springform geben. Ofen vorheizen und bei 170° C Ober- und Unterhitze ca. 1 Stunde backen, im Umluftherd nur ca. 55 Minuten backen.
- Nach dem Backen den Kuchen im einen Spaltbreit geöffneten Ofen abkühlen lassen, damit er nicht zusammenfällt.

- Wer mag, kann Mandarinen- oder Pfirsichstücke oder Kirschen mit in den Teig geben. Lecker, lecker!

Tipp: Ich finde den Kuchen noch besser, wenn die Mischung eine halbe Stunde im Kühlschrank steht, danach noch einmal umgerührt wird und erst dann in eine Springform kommt.

Wer gerne auf Kalorien verzichtet, kann die Butter weglassen. Das spart immerhin 640 kcal und schmeckt lediglich weniger cremig. Einfach mal ausprobieren!

Marmorkuchen mit Xylit

Zutaten

- 125 g Butter
- 50 + 100 ml Buttermilch
- 160 + 120 g Xucker-Xylit
- 1 TL Bourbon-Vanille
- etwas geriebene Zitronen-Schale
- 2 EL Rum
- 6 Eigelb
- 6 Eiweiß
- 1 Prise Salz
- 280 g Mehl (Weizen, Dinkel)
- ½ Pck. Backpulver
- 20-50 g entöltes Kakaopulver

Zubereitung

- Die weiche Butter mit 50 ml Buttermilch, 160 g Zucker, Vanillepulver, etwas geriebener Zitronenschale und dem Rum cremig rühren.
- Die Eier trennen. Die 6 Eidotter einzeln nacheinander in die Butter-Zucker-Masse rühren.
- Die 6 Eiweiß mit einer Prise Salz halbfest schlagen und dann mit den restlichen 120 g Xucker-Xylit zu steifem Schaum schlagen.
- Das Mehl abwiegen, mit Backpulver mischen. 100 ml Buttermilch leicht anwärmen. Abwechselnd (etwa in 3 Schritten) zuerst etwas Mehl auf die Butter-Zucker-Eidotter-Masse geben, dann etwas lauwarme Milch dazugießen und eine Portion Eischnee darauf geben. Mit einem Holzlöffel, der idealerweise in der Mitte ein Loch hat, alles unterheben – kein Rührgerät einsetzen!
- Wenn alles untergehoben und sorgfältig vermischt ist (geht relativ leicht, da der Teig locker bleibt), die Kuchenform gut mit Butter bestreichen und mit Mehl bestäuben. Etwa die Hälfte des Teiges in die Form füllen.
- Den restlichen Teig mit dem (klumpenfreien) Kakaopulver dunkel färben. Den dunklen Teig auf die helle Teigmasse in die Form füllen und mit einer Gabel spiralförmig unterziehen. Beide Teigsorten vermischen sich dadurch zum Marmormuster.
- Im vorgeheizten Backofen bei 150 – 160° Umluft ca. 60 Minuten backen. Im Ober-Unterhitze-Ofen

würde ich ihn bei 180° backen. Vor dem Herausnehmen Stäbchenprobe machen.

- Den Kuchen in der Form leicht auskühlen lassen, auf ein Kuchengitter stürzen und nach Belieben verzieren.

Zubereitungszeit: 30 Minuten

Tipp: Der Kuchen schmeckt auch sehr gut, wenn man ihn mit Vollkornmehl zubereitet. Dann benötigt man aber mehr Backpulver (¾ Packung).

Frucht-Konfitüre mit Xylit

Zutaten

- 1 kg Erdbeeren oder andere weiche Früchte
- 20 g niederverestertes Pektin
- 4 g Calciumcitrat
- 350 g Xucker-Xylit
- Gewürze nach Belieben (z. B. Vanille, Zimt usw.)
- 3 g Vitamin C und/oder Saft einer Zitrone. Dies verstärkt den Fruchtgeschmack, verbessert den Geliereffekt, verlängert die Haltbarkeit und erhält die schöne Färbung.

Bei größeren Mengen passen Sie die Zutaten proportional an. Es ist ratsam, nicht mehr als 4kg Früchte auf einmal zu verarbeiten.

Verarbeitungsschritte

Erdbeeren waschen, schneiden und in einen ausreichend großen Topf geben – noch nicht erwärmen. Mischen Sie das Pektin und das Calciumcitrat mit ca. 100 g Xucker durch Schütteln in einem Schraubglas. So lösen sich die Zutaten nachher leichter auf.
Rühren Sie diese Pektin-Xucker-Calciumcitrat-Mischung unter die Früchte und erhitzen Sie alles unter ständigem Rühren, bis es kocht.
Zerkleinern Sie dabei nach Belieben die Früchte (Stabmixer oder Stampfer). Lassen Sie alles 3-4 Minuten köcheln und geben dann das restliche Xylit dazu. Lassen Sie die Konfitüre noch einmal für mindestens 2 Minuten kochen.
Füllen Sie die kochend heiße Konfitüre mit Hilfe eines geeigneten Trichters in saubere Gläser ab. Nach dem Einfüllen können Sie die Gläser ein paar Minuten umgekehrt auf ihre Schraubdeckel stellen, so dass sie durch die heiße Konfitüre zusätzlich entkeimt werden.

Vanillekipferl mit Xylit

Zutaten

- 300 g Mehl (Weizen/Dinkel, bei Vollkornmehl 1 EL Milch dazugeben)
- 125 g + 50 g Xucker-Xylit
- 2 EL Bourbon-Vanillepulver
- 150 g gemahlene Mandeln
- 3 Eigelb
- 250 g kalte Butter

Verarbeitungsschritte

Mehl, 125 g Xucker, 1 EL Vanillepulver und die Mandeln mischen und auf ein Knetbrett häufen (in einer schweren Schüssel geht es auch).
Die drei Eigelb in eine Mulde geben und die Butter in kleine Stücke schneiden und darauf verteilen. Alles rasch zu einem glatten Teig verkneten. Den Teig im Kühlschrank kalt werden lassen.
Die 50 g Xucker mit dem restlichen Vanillepulver mischen, in ein kleines Schälchen geben und abdecken (Aromaschutz).
Den Teig in ca. 2 cm dicke Rolle formen und in gleichmäßige Stücke schneiden. Die Stücke zu kleinen Monden formen und aufs Backblech geben. Bei 200° C (Umluft 180° C) ca. 10 bis 15 min backen – nicht zu dunkel werden lassen. Nur kurz abkühlen lassen und noch warm vorsichtig (brechen leicht) in der Vanille-Xucker-Mischung wälzen.

Die Menge ergibt ca. 2 Bleche (ca. 100 kleine Monde)
Zubereitungszeit: 45-60 Minuten
Tipp: Wer kein Vanillepulver hat, nimmt einfach Vanillezucker (Mischung aus Zucker und Vanillin).

Mit freundlicher Unterstützung von: www.xucker.de
Bezugsquelle für Xylitprodukte

Selbst gemachte Xylitbonbons

Xylitpulver wird in einem Topf auf ca. 130 Grad erwärmt, bis es sich verflüssigt hat. Wer will, gibt einige Tropfen Aroma hinzu.

Im Rezept wird Aromakonzentrat von www.omikron-online.de empfohlen. Dieses ist aber nicht natürlich und enthält je nach Sorte Konservierungs- oder Süßstoffe. Wie sich reine ätherische Öle (z. B. Orangen- oder Zitronenöl) als Bonbon-Aroma machen, wäre sicher einen Versuch wert. Dosierung: ca. 2 Tropfen pro 10g Xylit

Als Säuerungsmittel bei Fruchtgeschmack wird Ascorbinsäure (Vitamin C-Pulver) in geringer Menge empfohlen. Ascorbinsäure ist in flüssigem Xylit schlecht löslich. Es genügt, wenn die Ascorbin-Körnchen einfach weitgehend gleichmäßig verteilt sind, ohne sich aufzulösen. Wer mag, kann ein wenig Rote-Bete-Saft dazu geben, damit die Bonbons eine hübsche Farbe bekommen.

Die Masse wird jetzt in entsprechende Förmchen gegossen, z. B. kleine Silikonförmchen, die normalerweise für Eiswürfel gedacht sind. Wenn man die Bonbons über Nacht stehen lässt, haben sie am nächsten Morgen die typische Bonbon-Härte.

Quelle: www.hashimotothyreoiditis.de

Bezugsquellen für Xylit:

www.xylit-xylitol.com
www.xucker.de
www.xylishop.de
www.xylimed.de

Eine persönliche Bitte

Sollte irgendetwas in diesem eBook / Buch nicht stimmen.
Sollte eine Behauptung nicht richtig sein.
Haben Sie einen Abschnitt, ein Kapitel nicht verstanden?
Haben Sie sich über einen Satz / einen Abschnitt aufgeregt?
Habe ich Sie in irgendeinem Satz beleidigt?
Habe ich irgendwo undeutliche Formulierungen benutzt?
Und ergänzend alles andere…

Dann nutzen Sie bitte das Kontaktformular auf meiner Webseite:

www.xylit-xylitol.com

Dieser Weg ist mir lieber, als wenn der Leser dieses Buch mit negativen Gefühlen zuklappt.

Generell finden Sie auf meiner Webseite in regelmäßigen Abständen neue Beiträge, Buchergänzungen und vieles mehr. Ich würde mich freuen, wenn Sie mal reinschauen würden.

Berichten Sie mir Ihre Persönlichen Erfahrungen mit Xylit…ich würde mich über Ihr Feedback freuen!!!

(Die Beantwortung von E-Mails kann allerdings manchmal bis zu einer Woche dauern)

Über den Autor

Lizensierter Fitnesstrainer und -Lehrer, Lebenskünstler, Ausbildung zum Heilpraktiker, Ernährungsberater und Unternehmer. Befasst sich seit über 15 Jahren mit alternativen Heilmethoden und Energiearbeit.
Sein Schwerpunkt liegt im ganzheitlichen Denken in allen Lebensbereichen.

Bereits erschienen:

Die Matrix-Diät
(Abnehmen mit Körper, Geist und Seele)
ISBN: 978-3839170946

Der Smoothie-Guide
(…ein unterhaltsamer Ratgeber)
ISBN: 978-3839181508

Homepage:

www.xylit-xylitol.com
www.matrixdiaet.com
www.smoothie-guide.de

Quellenangabe

(Für externe Inhalte der Webseiten übernehmen der Verlag und der Autor keine Haftung bzw. Verantwortung)

Forum: www.xylitol-info.de

www.Wikipedia.de

www.weleda.de

www.Allergien-behandeln.de

www.merciful-trading.at/dokumente/Xylit.pdf (Turku Studie)

www.xylismile.de/download/prof.-maekinen-der-einsatz-von-xylit-in-der-kariesprophylaxe.pdf (Finnische Studie)

http://edoc.ub.uni-muenchen.de/6499/1/goetzinger_georgine.pdf (Hopewood Studie)

de.wikipedia.org/wiki/Glyk%C3%A4mischer_Index (glykämischer Index)

www.apotheken-umschau.de/Ernaehrung/Gesunde-Ernaehrung-Die-Bedeutung-von-Glykaemischem-Index-und-Glykaemischer-Last-8488.html

www.portalderzahnmedizin.de/erkrankungen/plaque/zahnb elag-plaque.html
(Zahnerkrankungen)

www.flexikon.doccheck.com/Karies
(Stadium von Karies)
www.xylix100.ch/pdfs/xylit.pdf
(CH-Bern Studie über xylit)

www.ezinearticles.com/?Healthy-Benefits-of-Xylitol&id=358103
(weiter Studien Harvard)

www.jada-plus.com/content/137/2/190.full
(weitere Studien)

www.onlinelibrary.wiley.com/doi/10.1046/j.1532-5415.2002.50355.x/full
(Journal Of The American Geriatrics Society)

www.zahnarzt-empfehlung.de/artikel/id/7564
(Die Zahnbürste)

www.zahnarzt-empfehlung.de/artikel/id/6493
(Zahncreme)

Zahnseide in der Kritik (Quelle Zahnarztlügen / Dorothea Brandt, Lars Hendrickson S. 59, 60, 61)

www.pubs.acs.org/doi/full/10.1021/la102325e
(Studie von Fluor auf die dünne Schicht)

www.zentrum-der-gesundheit.de/pdf/fluoridbehandlung-ia_04.pdf
(Studie dünne Schicht von PH. D. Frank Müller)

www.gesund-einkaufen.com/Blog/gesundheit/fluor-fluorid/
(Fluor und Gesundheit)

Dr. med. M.O. Bruker: "Vorsicht Fluor!", S. 9, 11, 15
(Fluor, Ernährung und Karies)

www.de.wikipedia.org/wiki/Zucker
(Zucker als Volksdroge)

www.optipage.de/zucker.html
(Volksdroge Zucker)

www.stern.de/ernaehrung/aktuelles/volksdroge-so-viel-zucker-steckt-in-lebensmitteln-1630564.html
(Volksdroge Zucker)

www.swr.de/odysso/-/id=1046894/nid=1046894/did=2257328/bxuute/index.html
(Was bewirkt Zucker im Körper)

www.zentrum-der-gesundheit.de/zucker.html
(Was bewirkt Zucker im Körper)

www.zahnarzt-empfehlung.de/forum/thread/32047
(Zitat aus Zusammenfassung)

www.jdr.sagepub.com/content/42/6/1387.full.pdf
(Zusammenfassung und Hopewood Studie)

www.jada-plus.com/content/137/2/190.full

www.liebewahrheit.de/documents/Xylitol.pdf
(Xylit und Mundhygiene)

www.xylismile.de/download/prof.-maekinen-der-einsatz-von-xylit-in-der-kariesprophylaxe.pdf
(Anmerkung und Verwendung von Xylit)

Mäkinen, K.K. (2000) Can the pentitol-hexitol theory explain the clinical observations made with xylitol? Med. Hypoth. 54:603-613.
(Xylit und Osteoporose)

www.vetpharm.uzh.ch/reloader.htm?clinitox/toxdb/KLT_086.htm?clinitox/klt/toxiklt.htm
(Gibt es Nebenwirkungen?)

www.de.wikipedia.org/wiki/Xylitol
(Gibt es Nebenwirkungen?)

www.vegi-service.ch/de/pdf/xylit.pdf
(Gibt es Nebenwirkungen?)